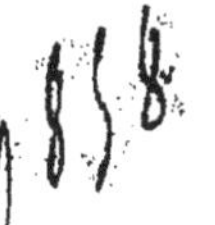

ÉTUDES

SUR LA

CHOLADRÉE

LYMPHATIQUE,

OU

CHOLÉRA INDIEN,

ET SUR

LA FIÈVRE JAUNE;

PAR V[R] BALLY.

2e FASCICULE,

ADRESSÉ

À M. LE DR PANVINI,

MÉDECIN DE L'HÔPITAL DE LA PAIX, À NAPLES.

PARIS,

IMPRIMERIE DE FIRMIN DIDOT FRÈRES,

RUE JACOB, N° 24.

1835.

ÉTUDES

SUR LA

CHOLADRÉE LYMPHATIQUE

OU

CHOLÉRA INDIEN,

ET SUR

LA FIÈVRE JAUNE.

MOYENS PRÉSERVATIFS.

Vous avez, mon savant confrère, enrichi la science de travaux importants et ennobli notre profession par votre généreux dévouement. Votre héroïsme vous a fait délaisser le doux climat de Parthénope et de la poétique Sicile pour venir dans nos froides latitudes étudier le fléau vomi par la presqu'île du Gange. Ici, dans nos temps de larmes et de douleurs, vous avez acquis une profonde expérience par la constance de vos laborieuses recherches, par l'assiduité dans vos pénibles investigations, par la fermeté de votre caractère au milieu de l'immense danger qui vous enveloppait de toutes parts. A Paris même, votre plume facile nous a donné avant votre départ une précieuse notice sur la grave affection qu'on nommait si improprement choléra. Enfin, vous avez couronné l'œuvre de votre mission en publiant à Naples un excellent ouvrage sur le même sujet. Veuillez donc recevoir le tribut de mon admiration et de mon amitié dans ce nouveau fascicule que je m'honore de vous adresser.

J'ai dit dans le premier que, voulant composer un ouvrage complet, je publierais mes cahiers sans ordre. Celui-ci devrait être un des derniers, puisqu'il appartient à la thérapeutique ; mais j'ai hâte de rendre générale une méthode préventive, méthode qui a compté des succès parmi nous, succès que vous avez pu apprécier, car vous en avez été le témoin.

Le prétendu choléra de notre épidémie de 1832 et 1833 consistait dans la perte de l'eau du sang, perte qui s'effectuait par les voies digestives. C'est là, c'est dans ce phénomène singulier et nouveau pour nous, qu'était la source de tous les symptômes qui se succédaient si rapidement et d'une manière si déplorable. Cette maladie est une vraie suette intestinale, ou bien, si vous préférez l'expression, une *hémorragie* séreuse ou aqueuse, parfois sanguinolente. Cette phlegmatorragie est relativement à l'intestin, et mieux au tube digestif, ce que la suette anglaise est relativement à l'enveloppe tégumentaire.

En 1821 j'avais parcouru les départements de l'Oise et de Seine-et-Oise, pour étudier la suette qui y régnait épidémiquement; et, lorsqu'en 1832 le fléau endémique dans les Indes orientales fut importé parmi nous, je ne tardai pas à saisir certains points d'analogie, bien que les deux voies d'évacuation fussent différentes.

Dès ce moment je compris que, pour prévenir l'invasion de la choladrée lymphatique chez un sujet qui en était menacé, il serait avantageux de provoquer une suette cutanée. C'était la méthode dérivative appliquée dans toute sa vérité, dans toute son énergie. C'est aujourd'hui la méthode préservative la seule vraie, la seule douée de quelque puissance, la seule qui convienne, jusqu'à l'époque où le génie d'un Jenner viendra consoler l'humanité en paralysant les effets du nouveau poison pestilentiel.

De nos jours on traite la bonne nature comme on traiterait une marâtre, parce que, éthiologiquement parlant, nous sommes devenus d'inexorables matérialistes. Remarquez bien, je vous prie, que je ne parle ici que des causes des maladies, et que je n'aborde point les questions délicates de la théologie!

Cependant les lois de la nature bien étudiées furent un instrument précieux entre les mains de ses interprètes; et je ne sache pas qu'Hippocrate, Galien, Sydenham, Staahl, Baglivi, Ramazzini, Stoll, votre Sarcone, nos Baillou, nos Rivière, se soient repentis d'avoir écouté religieusement ses oracles. Mais tel est notre esprit singulièrement électrique, que nous saisissons avec rapidité et une avide bonne foi toutes les idées de progrès; que nous enregistrons des faits nombreux, mais isolés; que nous les classons avec une soigneuse exactitude, et que nous négligeons de les généraliser. Nous observons à chaque instant les phénomènes subordonnés aux efforts critiques, aux puissances de la vie; et lorsque l'heure de l'application a sonné, nous les méconnaissons, nous les répudions, nous les avons déja oubliés! Il est des évacuations alvines spontanées qui soulagent, qui guérissent tout-à-coup, et nous proscrivons les purgatifs; des vomissements font avorter de graves affections, ou favorisent puissamment la direction des mouvements salutaires vers l'organe cutané, les vomitifs sont mis à l'index; un flux abondant d'urine améliore la situation d'un hydropique, guérit même radicalement un sujet atteint de leucophlegmatié ou frappé d'une maladie aiguë, et la science des médicaments ne compte plus de diurétiques; des sueurs copieuses triomphent ostensiblement d'un grand nombre de maux graves, ou les préviennent, et ce point capital est relégué parmi les idées surannées, parmi les chimères, parmi les prodiges du vieil âge.

Sans doute qu'en écoutant d'une manière trop absolue les lois de la nature, on éprouve des mécomptes; mais, bien que nous soyons fort loin de la précision mathématique, en aurait-on de si cruels, de si fréquents, si l'art, toujours attentif, toujours vigilant, déployait avec énergie toutes ses ressources avant que l'organisme eût subi de trop profondes modifications? avant que des désordres invétérés eussent altéré les tissus? avant que les fluides, et surtout le sang, fussent totalement infectés par un miasme délétère, par une intoxication quelconque? Interrogez les princes de la médecine, et voyez si ces maîtres de l'art ne vous répondront point que, dans maintes circonstances, volant à l'encontre d'un danger imminent, ils ont étouffé certaines périodes d'une maladie qui menaçait de devenir mortelle! *Jugulasti febrem*, disait-on à Galien. C'était là aussi un des préceptes de notre maître à tous, Hippocrate, qui disait, il y a plus de deux mille ans : Il est bien plus facile de prévenir une maladie que de la détruire lorsqu'elle est entièrement formée.

Pour les hommes studieux et observateurs cette question ne fit jamais la matière d'un doute. Si elle offrait quelque chose de problématique, ce qui ne tombe pas sous les sens, le problème eût été suffisamment résolu par la marche de notre épidémie de choladrée lymphatique.

Vous le savez, mon honorable confrère, c'est un fait avéré, un grand fait, celui par lequel on démontre qu'il est possible, par d'abondantes sueurs, de prévenir l'invasion de ce mal. Toutefois il importe, pour paralyser toute maligne interprétation, de bien expliquer, de bien faire comprendre que cette provocation aux sueurs n'est favorable et ne peut avoir son utile application que dans la période d'incubation. Elle ne peut convenir, elle est tout-à-fait insuffisante, elle est même pernicieuse, lorsque le mal a débuté, ou en d'autres termes, lorsque la diarrhée blanche ou suette intestinale a commencé. C'est précisément cette importante et capitale distinction que beaucoup de gens n'ont pu ni faire ni soupçonner.

Il est fâcheux que de nos jours on soit réduit à la nécessité de dérouler le tableau historique des faits pour faire apprécier une idée aussi simple que celle de provoquer la sueur dans le but de neutraliser la cause encore flottante d'une maladie épidémique. Mais il est malheureusement trop vrai qu'on a beaucoup négligé les grands principes généraux qui firent la gloire de l'art dans les temps passés. Si toutefois je me permets de rappeler à la mémoire quelques épisodes des âges qui nous ont précédés, veuillez croire que ce ne peut être pour vous qui avez fourni tant de preuves de vos connaissances sur l'antiquité.

I.

Est-il un fléau plus terrible que la peste,

fléau que je désigne sous le nom de *loïmie*, lorsqu'elle prend un caractère épidémique? lorsqu'à son génie éminemment contagieux vient se joindre cette disposition atmosphérique qui favorise si puissamment, même à distance, la transmission d'individu à individu? Non sans doute : eh bien! dans cette maladie, qui, tant de fois importée, désola tant de fois l'Europe, on retrouve de nombreux exemples où la diaphorèse a non seulement prévenu l'invasion du mal, mais a guéri bien des individus qui en étaient déja atteints.

A Nimègue, en 1635 et 1636, ceux qui, dès les premiers instants de l'invasion de la peste, prenaient des sudorifiques, en étaient ordinairement soulagés. Mais le remède devenait pernicieux s'il était différé (1).

En 1665 et 1666, on put s'assurer à Londres des avantages inappréciables d'une abondante sécrétion cutanée pendant la peste: « les sueurs sortaient comme par torrents; elles n'étaient pas seulement extraordinaires par leur excès, elles l'étaient par la diversité de leur couleur.

« Les garde-malades elles-mêmes avaient si bien observé ces nuances, qu'elles jugeaient

(1) Diemerbroeck, De peste.

ainsi de la bonne ou de la mauvaise qualité de l'excrétion, et prédisaient sans se tromper quelle en serait l'issue.

« Lorsque ces évacuations étaient critiques, elles produisaient un si bon effet que les malades en témoignaient leur satisfaction.

« Les sueurs spontanées et prolongées faisaient cesser les vomissements ainsi que les déjections alvines qui tourmentaient si cruellement les malades et qui causaient si rapidement leur perte (1). »

Ceux qui en 1709 échappèrent dans la *loïmie* de Rome, guérirent, les uns par des hémorragies nasales, d'autres par des diarrhées, d'autres enfin par *des sueurs* (2). Ce fut à cette occasion que le pape Clément II, touché des malheurs de Rome, convoqua une assemblée de médecins, présidée par *Lancisi*. Chacun put y exposer librement son opinion et dans le seul intérêt du bien public.

Vous avez pu vous assurer qu'en France, l'Académie, dont vous êtes l'un des honorables associés, s'occupait, avec la plus grande sollicitude, d'intérêts analogues. Mais cette sa-

(1) Sydenham, Double Séméiologie, tom. III, p. 330.

(2) Lancisi,

vante compagnie est investie de trop nombreuses attributions; et dans des temps aussi désastreux que ceux des épidémies pestilentielles, lorsque le deuil et la terreur dominent et pénètrent de toutes parts, il faudrait n'avoir qu'une seule pensée, qu'un but unique, celui d'imposer des barrières aux fléaux qui ravagent le monde. De toute part nous sommes menacés par le monstre des épidémies, et pour apprendre à le combattre, il faudrait des chaires dans les facultés, chaires cliniques où les professeurs, scrutant sans cesse les mystères de la nature, dérobant parfois ses secrets, pourraient à la longue déchirer une partie du voile qui les couvre : il nous faudrait d'autre part un consistoire permanent qui n'aurait d'autre mission que celle de garantir la santé publique.

Il existe bien parmi nous un conseil supérieur de santé; mais ce conseil, composé d'éléments hétérogènes, ne concerne que les frontières. Il n'est point assez médical, et d'autre part, il est trop sous la direction immédiate d'un des ministres; il est même présidé par lui, ce qui ne laisse pas que de gêner la liberté des opinions. Il est tout naturel que le ministre le plus consciencieux soit dans sa position dominé par la politique extérieure, et dans de grandes occasions fasse prévaloir la crainte de rompre des relations amicales avec les cabinets voisins. Ainsi, lorsque *Sunderland* fut infecté, le conseil supérieur de santé fit scinder sur la carte l'Angleterre en deux sections, dont l'une, considérée comme contumace, fut frappée d'interdiction, et l'autre admise à libre pratique; décision bien singulière pour ne rien dire de plus! En effet, l'Angleterre, considérée dans sa population, et non géographiquement, est tellement compacte, et les Anglais sont si voyageurs, que Londres, Sunderland, Liverpool, etc., peuvent être considérées comme une seule cité.

Il fallait donc ou tout interdire, ou n'interdire rien du tout. Par la première décision prise avec vigueur, l'Europe continentale était sauvée, au moins pour le moment. On sait ce que la demi-mesure a produit.

Je suis très-convaincu, pour mon propre compte, qu'un bras de mer comme la Manche est une barrière suffisante pour arrêter le choléra; mais les miasmes qui émanent de l'homme sont si subtils, si pénétrants; ils infectent et souillent si facilement l'atmosphère que les murs d'un lazaret me semblent de bien faibles obstacles. Il faut donc, lorsqu'on le peut, tenir le choléra à de très-grandes distances. Ceci au reste soit dit en passant, car je me propose de traiter cette haute question dans l'un des prochains fascicules. Je reprends donc mon sujet.

Comme moyen préservatif de la *loïmie* chez un individu, rien n'est mieux démontré que l'influence des sueurs pendant la peste de Marseille. Un profond observateur, Raymond, nous a transmis sur ce point délicat des documents que j'ai hâte de faire passer sous vos yeux.

« Je ne dois pas omettre ce que j'ai remarqué en moi-même, dit ce docte hippocratiste, lors de la peste qui ravagea Marseille en 1720. Dès que cette cruelle maladie parut, je sentis mes aisselles fort chaudes et humides ; et quelquefois je souffrais des ardeurs et des cuissons peu supportables. Cette incommodité, qui m'était fort nouvelle, me dura pendant tout le temps que le fléau se fit sentir; et elle ne s'évanouit que lorsqu'il eut entièrement cessé, c'est-à-dire dans le printemps de 1721.

« La peste reparut dans le printemps de l'année suivante, et les mêmes sueurs avec chaleur et ardeur se renouvelèrent sous les aisselles. Mais enfin elles se dissipèrent par l'entière extinction de ce fléau, dont on ne vit plus aucune trace au commencement de l'automne de cette même année.

« Quoique dans cet état et dans ces deux différents temps je fusse employé au service des pestiférés, dont je voyais journellement un grand nombre, je puis assurer que je n'ai jamais joui d'une meilleure santé (1). »

Le docteur Bertrand, qui exerçait son art avec distinction, à la même époque et dans la même ville, s'exprime de la manière suivante (2) : « L'évacuation la plus utile a été celle des sueurs, et surtout celle de ces sueurs qui venaient les premiers jours de la maladie, ou après un léger émétique, par la quiétude du malade, et qui ne sont excitées que par la chaleur de son corps; car celles qu'excitaient les remèdes étaient souvent infidèles, et n'avaient quelquefois d'autre succès que l'irritation de la fièvre : les premières arrêtaient les progrès du mal, et souvent l'emportaient tout-

(1) Traité des maladies qu'il est dangereux de guérir, page 66, édition de Giraudy.

(2) Rélation historique de la peste de Marseille, en 1720. Nouvelle édition, pag. 432. Amsterdam, 1779.

à-fait, en faisant disparaître les éruptions; les dernières épuisaient le malade et hâtaient sa mort. »

La renommée a dû vous faire connaître un de nos médecins les plus héroïques, les plus recommandables. Il s'inocula en Égypte le pus du bubon d'un convalescent, dans le but très-louable de rassurer l'armée démoralisée par l'invasion de la peste (1). Mais ce qui distingue le plus Desgenettes, ce qui l'élève au niveau des D'Orthe (2), des Crillon (3), c'est qu'il refusa, avec orgueil et indignation, de s'associer à l'opprobre d'une proposition infame et insolente. Le témoignage d'un pareil homme mérite donc la plus grande confiance, et nous pouvons l'invoquer dans le procès qui nous occupe. Nous dirons d'abord comment il se préserva de la contagion pestilentielle :

« Au sortir de l'ambulance où j'allais à cheval, je me lavais soigneusement les mains avec de l'eau et du vinaigre, et du savon, et je revenais au camp au petit galop, ce qui me

(1) Histoire médicale.

(2) Histoire de la Saint-Barthélemi.

(3) États de Blois; septembre 1588.

procurait un *léger état de moiteur*. Je me faisais ensuite laver le corps entier avec de l'eau et du vinaigre, avant de me mettre à manger (1). »

Il communique ensuite quelques notions sur l'emploi de l'huile dans la *loïmie* (pag. 36); et il résulte évidemment de ces observations que ce procédé n'a de succès qu'autant qu'il *provoque une sueur copieuse*...... et si elle n'est pas abondante, ajoute-t-il, il faut recommencer les frictions, jusqu'à ce que le malade soit dans un tel état qu'il nage, pour ainsi dire, dans les sueurs, et alors on ne doit le changer de linge et de lit que lorsque la transpiration a cessé (2).

II.

Trop long-temps, honoré confrère, je vous ai entretenu d'une maladie étrangère à l'objet que je me suis proposé. Je n'avais d'abord en vue que la choladrée lymphatique et la fièvre jaune. Mais, fortifier par de nombreux exemples mon opinion sur l'influence salutaire des sueurs, c'est ajouter des preuves aux preuves,

(1) Histoire médicale de l'armée d'Orient, pag. 90.

(2) Ibid., pag. 36 à 42.

c'est un moyen d'ébranler, de séduire les cœurs endurcis. J'arrive maintenant au typhus d'Amérique, ou fièvre jaune, et je me propose le même problème.

Les sueurs sont-elles utiles dans cette maladie? Les sueurs, pendant le règne d'une épidémie, peuvent-elles prévenir son invasion chez certaines personnes? Tel est le vrai état de la question; et pour la résoudre complétement, je ne me dissimule pas la difficulté.

La choladrée lymphatique, ou suette intestinale, a des prodromes; la fièvre jaune n'en a pas. Cette circonstance remarquable des signes avant-coureurs pour dénoncer les approches de la première, rend la prophylactique plus fructueuse; et l'absence totale de ces signes, dans la fièvre jaune, ne laisse que doute et incertitude sur le choix du moment favorable à l'application des moyens préservatifs.

Il est néanmoins des observations, rares à la vérité, mais qui ne sont que plus précieuses. Ces observations sembleraient attribuer aux sueurs l'heureux privilége de prévenir l'invasion du typhus d'Amérique, ou même de le faire avorter lorsqu'il a déja manifesté quelques-uns de ses effets.

Il est plus que probable que, pendant tout le règne d'une épidémie, l'atmosphère est empoisonnée par la reproduction continuelle des miasmes pestilentiels. Si donc on se donne une suette factice, il est permis d'espérer qu'en expulsant ainsi les sources de l'empoisonnement, on changera le mode d'existence de celui qui en est imprégné. Ce sera, si je puis m'exprimer ainsi, un moyen de purification. Les médecins de Montpellier ont à cet égard une doctrine qui est non-seulement séduisante, mais encore rendue probable par ses résultats positifs. Ils vous disent que, dans des circonstances données, les miasmes flottent incertains dans le corps; ils ajoutent que ces atomes peuvent flotter long-temps avant de se fixer sur un point quelconque, ou, en d'autres termes, avant de provoquer un trouble dans les fonctions et un état anormal. Si cette théorie n'était pas vraie, toute une population serait frappée simultanément dès l'invasion d'une épidémie miasmatique; si cette théorie n'était pas vraie, les 900,000 habitants de Paris auraient, dans le mois d'avril 1832, subi tous en même temps les effets fulminants du choléra.

Or, d'après cette doctrine, applicable à toutes les maladies à intoxication par corpuscules qui émanent de nos corps, qui s'exhalent de la terre, ou qui s'engendrent dans l'atmosphère, la haute médecine pratique, la thérapeutique la plus rationnelle, consistent à expulser ces corps étrangers alors qu'on les suppose encore errants, ou mieux sans effets positifs. Il suffit d'en soupçonner la présence! et comment douter de cette présence dans l'homme qui vit au milieu d'une grave maladie épidémique?

Je sais qu'un homme de beaucoup d'esprit, parmi nous, a dit que les faits seuls bien observés étaient la seule puissance en crédit. Mais que sont les faits, sans les corollaires, sans les déductions?

N'allez donc pas, mon cher confrère, me reprocher trop amèrement de me livrer un instant au besoin impérieux des explications. Celles-ci, du moins, conduisent directement à la plus rationnelle des méthodes thérapeutiques; voilà mon excuse.

On objectera, je le prévois, qu'après avoir été ainsi débarrassé des émanations pestilentielles, le corps continuant à être plongé dans l'atmosphère empoisonnée, se saturera de nouveau de ces mêmes émanations. A cela point de réponse propre à satisfaire un esprit rigoureux. L'expérience seule, ce grand régulateur des hypothèses, répond d'une manière péremptoire.

C'est une règle assez générale que, pendant le règne d'une épidémie, un individu n'est point frappé deux fois de la maladie dominante. Cela est surtout vrai pour la fièvre jaune. On peut conjecturer de là que le travail morbide, qu'il soit venu spontanément, qu'il soit provoqué par l'art, modifie l'économie vivante au point de la rendre insensible à l'impression des causes d'empoisonnement. Ce que fait la nature, vous pouvez l'imiter avec succès. Vous devez obtenir, par les moyens préservatifs, les modifications les plus favorables. Il importe seulement que les agents modificateurs soient assez puissants pour introduire une grande perturbation, et ramener ainsi les organes intéressés, ou sur le point de l'être, à leur mode normal de fonctionner.

Cette doctrine si simple, et que l'expérience des siècles confirme, veut qu'on n'attende pas négligemment l'explosion du mal pour lui opposer les moyens propres à le neutraliser. Si vous êtes spectateur oisif, vous laissez échapper le moment le plus précieux, le seul moment où l'art médical puisse régulariser et maîtriser la nature ; si vous êtes spectateur oisif, l'occasion si rapide vous est ravie. Alors les sources de la vie sont souillées, et vainement vous appelleriez à votre aide toutes les combinaisons de la pharmacologie.

Nous concluerons de ces préliminaires qu'il sera toujours d'une sage prévoyance, si on éprouve une indisposition, ou seulement des craintes, pendant le règne de la fièvre jaune, d'entretenir une sueur habituelle, et mieux encore de provoquer une suette factice.

Je suis convaincu, par exemple, que mon collègue Pariset s'est garanti de la fièvre jaune de Barcelone en maintenant avec persévérance une moiteur continue, souvent aussi en obtenant des sueurs abondantes et prolongées. Il est très-probable même que cette attention fit avorter en lui les germes de la maladie circulant déja dans tout son être.

L'infortuné Mazet, cette victime honorable du courage et du dévouement, n'eut pas le temps de se reconnaître, car il fut frappé le troisième jour de son arrivée. Je lui avais conseillé de prendre quelque repos avant de voir des malades. L'expérience m'avait appris que les hommes jeunes et vigoureux étaient plus que les autres exposés à contracter la fièvre jaune s'ils négligeaient certaines précautions. Mais emporté par son zèle, il insista pour voir un premier malade dès le lendemain de son entrée à Barcelone, et ce fut précisément cet individu qui lui communiqua la maladie à laquelle il succomba.

Il serait donc de la plus haute importance d'aller au-devant de l'invasion des symptômes en réveillant les fonctions de l'enveloppe tégumentaire. Toutefois, si la sueur s'annonce en même temps que le début de la fièvre jaune, si elle coule abondamment, qu'elle soit chaude et uniforme sans manifestation de symptômes d'angoisse, on doit s'attendre à une terminaison favorable. Je pourrais appuyer cette opinion d'une foule d'exemples ou d'observations; je me contenterai toutefois de citer brièvement le fait qui me concerne.

Il faut vous souvenir d'abord qu'à l'époque de mon départ pour Barcelone, en 1821, je sortais des départements de l'Oise et de

Seine-et-Oise, où j'étais allé pour observer la *suette*. Je note de nouveau cette circonstance comme un fait important : les prédispositions aux maladies peuvent se conserver long-temps avant leur explosion : or, il est bien probable que je portais en moi quelques germes de cette première épidémie, lorsque le mal contagieux, importé de la Havane en Espagne, vint me saisir, dix-huit ans après la fièvre jaune que j'avais déja essuyée à Saint-Domingue (Haïti).

J'éprouvais depuis quelques jours une espèce de malaise, accompagné de pesanteur de tête, de mauvais sommeil, de nausées, lesquels s'annonçaient plus particulièrement vers le déclin du jour. C'était là le moment de recourir aux précautions; mais les affaires étaient trop pressantes et trop multipliées, et je n'étais point à Barcelone pour m'occuper de ma personne.

Le 24 octobre, après m'être fatigué dans des courses et dans des écritures, j'allai sur le soir à San-Gervasio, distant d'une lieue de Barcelone, pour visiter un capitaine italien réfugié, atteint depuis quelques jours de l'épidémie, et couvert en ce moment d'une abondante sueur. Après l'avoir long-temps et soigneusement examiné, je sentis dans le trajet du bord cubital du doigt medius gauche, un prurit excessivement incommode, qui dura environ un quart d'heure. Cinq heures après, au milieu d'un profond sommeil, je fus réveillé en sursaut dans un état d'angoisse indéfinissable. Il me semblait que des câbles m'entouraient et me serraient de la tête aux pieds. Une heure après, l'oppression et l'anéantissement étaient portés à un tel point, que je me sentais mourir, lorsqu'une sueur générale et excessivement abondante se déclara et me rendit la liberté de la respiration. Cette sueur dura dix jours; elle pénétrait, elle inondait tout; à chaque instant il fallait me changer. Le malheureux domestique chargé de cette fonction fut bientôt saturé des miasmes qui s'exhalaient de mon corps, et il expira en trois jours. Une femme espagnole, qui venait d'éprouver la maladie, put le remplacer dans ce pénible devoir sans courir aucun risque pour elle-même.

Je termine ici ce que j'avais à dire de l'avantage de cette excrétion dans la fièvre jaune. J'ajouterai seulement que la transpiration provoquée artificiellement pendant quelques jours pourrait bien être un préservatif, mais que cette assertion n'est qu'une simple conjecture fondée sur l'analogie.

III.

En voilà suffisamment sur le typhus d'Amérique considéré dans les moyens de préservation. Il est temps d'aborder ce qui concerne la choladrée lymphatique : ici, notre tâche sera moins difficile et nous pourrons signaler un plus grand nombre de succès.

Vous avez pu remarquer avec quelque étonnement que, dans tout ce qui précède, je n'ai point soulevé la question des moyens hygiéniques, comme propres à préserver de la maladie ; mais j'ai dû réserver pour un autre chapitre tout ce qui appartenait à cette importante section. Il ne s'agit donc ici que de l'influence des sueurs.

La choladrée lymphatique, avons-nous dit, est une *suette intestinale ;* c'est parfois aussi une sueur de sang par les mêmes voies. J'essaierai, dans le fascicule des caractères anatomiques, d'expliquer comment l'une et l'autre s'opèrent. Il suffit de rappeler ici que cette exsudation aqueuse est si abondante, elle se fait si rapidement qu'elle dépouille le sang de ses éléments séro-albumineux, le cœur de son stimulus naturel, et le corps de ses moyens de nutrition.

J'ai déja dit quelque part qu'à Paris nous avions saisi un fait qui avait passé presque inaperçu dans les épidémies choladréïques de l'Europe, savoir : que le choléra indien a des prodromes et qu'il les présente dans le plus grand nombre des cas. Il n'y aurait rien d'étrange que dans d'autres régions ces prodromes fussent plus rares. Si nous sommes bien informés, tout marchait plus activement à Toulon en 1835 qu'à Paris en 1832. La période prodromique devait donc y être ou plus rare ou plus courte. Raison de plus pour y employer la méthode préservative, même quand on se portait bien. Cette méthode ne doit être considérée, dans ces cas, que comme donnant une maladie bénigne capable de garantir d'une autre si souvent mortelle. C'est ce que faisait l'inoculation pour la variole; c'est ce que fait la vaccine.

Il sera difficile de persuader à une population entière qu'un individu a des précautions à prendre pendant le règne d'une épidémie, lorsqu'il sera lui-même en pleine santé. Mais l'intérêt de sa propre conservation l'entraînera plus facilement à se soigner, s'il éprouve quelques symptômes qui menacent sa vie. Essayons d'analyser rapidement ici ces symptômes avant-coureurs, bien que nous sentions l'inconvénient attaché à de trop fréquentes répétitions.

Disons d'abord que ce n'est pas dans les hôpitaux qu'il-faut concevoir l'espérance d'admettre les malades avec de simples signes avant-coureurs. Ils n'y arrivent qu'à une époque fort avancée; il y eut néanmoins des exceptions en 1833. L'expérience de l'année précédente avait éclairé quelques personnes qui se rendirent à l'Hôtel-Dieu, atteintes seulement de signes précurseurs. Chez celles-ci le succès fut aussi assuré que chez les personnes aisées de la ville.

Témoin, ainsi que je l'ai dit, de l'épidémie de suette, je pensais, en voyant le choléra, que la suette cutanée pourrait garantir de la suette intestinale. J'ai appris depuis que le choléra s'étant propagé dans le département de l'Oise, il y avait régné simultanément avec la suette. Or, tous les documents que j'ai reçus sur cette *dominance* simultanée me persuadent que la maladie indienne avait épargné tous ceux que la suette avait atteints.

Qu'ai-je donc proposé autre chose si ce

n'est d'imiter la nature? Mais encore une fois, cette analogie n'est admissible qu'avant l'apparition de la diarrhée blanche, ou, tout au plus, dans la première heure du début.

La pratique vulgaire qui consiste à vouloir faire suer pendant la cyanose me paraît aussi pernicieuse que peu médicale. On n'obtient jamais dans ces cas que des sueurs poisseuses, rares, froides, qui ajoutent encore un degré de plus à l'épaississement du sang, à l'épuisement du sujet, et mettent un nouvel obstacle à la réaction, sans laquelle on ne peut guérir.

Cette opinion, que l'expérience confirme, dérive de la doctrine que j'ai émise sur la nature du choléra indien, qui n'est pas un choléra, ou écoulement de bile, mais bien une choladrée lymphatique, ou écoulement de l'eau du sang. Si vous pouviez, mon honorable confrère, trouver un procédé pour soustraire la partie la plus aqueuse, la plus fluide du sang chez un animal vivant, vous produiriez à l'instant une maladie tout-à-fait semblable à celle qui est devenue l'effroi de l'Europe.

Il importe donc, si on ne veut pas courir les risques de voir échouer une méthode aussi simple que celle de provoquer les sueurs préservatives, il importe de saisir l'occasion le plus rapidement possible, et si le sage précepte, ὁ δὲ καιρὸς ὀξὺς, réclame une impérieuse application ; s'il est une circonstance où il doive être transformé en dogme thérapeutique, c'est, à coup sûr, dans une maladie où la temporisation est presque toujours funeste.

Souffrez donc que je rappelle en quelques mots les principaux prodromes de la maladie ; ceux qu'il est si urgent de saisir à la volée, pour prévenir son invasion et son apogée.

Pour raisonner avec justesse dans ce sens, il faut se supposer sous le règne d'une épidémie, et se rappeler que je prends pour type celle de Paris en 1832. Or, à cette époque, la douleur de l'épigastre, l'anorexie et la gêne dans les digestions, quelques nausées, les flatuosités stomacales, les coliques sourdes, ou un sentiment pénible dans les entrailles, la constipation ou parfois un peu de diarrhée bilieuse, les borborygmes; tels étaient les phénomènes avant-coureurs qui se présentaient soit collectivement, soit isolément.

Ajoutez à ce groupe de signes, les douleurs de tête, les vertiges, les commotions électriques, la sensation de refroidissement, et vous trouverez les prodromes qu'on observait.

C'était par-dessus tout l'évacuation alvine qui méritait une spéciale attention. D'abord bilieuse ou jaune, elle ne tardait pas à devenir séreuse ou blanche. Arrivée à ce dernier point, la méthode devait être sans succès. J'expliquerai de nouveau, et avec plus de détails, dans le chapitre du diagnostic, tous les degrés, toutes les variétés, toutes les nuances de la coloration des matières.

MÉTHODE.

Après les détails qui précèdent, il n'est plus possible de donner une perfide interprétation à ma pensée. Le principe en est incontestable. *Il faut chercher à prévenir la diarrhée blanche.*

Or, voici le sommaire de deux notices que je publiai dans le mois d'avril 1832 :

Le choléra chez les personnes traitées en ville a toujours été signalé par des phénomènes précurseurs qui constituent sa première période..... (celle d'incubation non comprise).

A ce degré il est communément accessible aux moyens préventifs, mais à condition que dès le plus léger symptôme, dès la plus légère indisposition, on se hâtera d'administrer les secours.

Si donc il se présente un ou plusieurs des phénomènes signalés, ou tout autre qui appartienne à ce genre de maladie, il faut, avec la plus grande promptitude, et sans perdre une minute (qu'on me pardonne les répétitions), procéder ainsi qu'il suit :

1° Se mettre au lit, et y rester convenablement couvert pendant soixante et douze à quatre-vingts heures; 2° poser au même moment un bon nombre de sangsues sur l'épigastre ou sur la région ombilicale; 3° entretenir constamment sur le ventre de larges cataplasmes bien chauds et souvent renouvelés; 4° boire de l'infusion théiforme de fleurs de mauves, ou de violettes, ou de tilleul, ou de camomille, peu chargée; 5° observer une rigoureuse diète.

Si, par l'emploi de ce procédé si simple, si bien à la portée du vulgaire, vous parvenez à obtenir une sueur abondante, chaude, soutenue, bien étalée sur tout le corps, soyez assuré que la choladrée lymphatique, ou en d'autres termes la suette intestinale, n'aura plus de prise. Notez, je vous prie, que pendant le cours de l'épidémie de notre capitale, on obtenait des sueurs avec une facilité prodigieuse, lorsqu'on s'adressait aux prodromes de la diarrhée blanche.

Notez encore que dans le cours d'une maladie de ce genre, et d'une maladie pestilentielle quelconque, le plus léger trouble dans les fonctions peut avec promptitude dégénérer en état grave et mortel.

Je n'ai point donné le conseil de soumettre à ce régime sévère les personnes douées d'une parfaite santé. Je pense toutefois, mais j'en juge *à priori*, que le résultat le plus satisfaisant serait également obtenu par ceux qui se livreraient avec courage à cette épreuve de prophylactique.

N'oublions pas que toute période d'incubation, lorsqu'une épidémie exerce ses fureurs, est une période de mystère !

En raisonnant par analogie, on dirait de nouveau : Qu'est-ce que la vaccine, sinon une maladie donnée pour prévenir une autre maladie? Qu'est-ce que la suette cutanée que l'on provoque, sinon une maladie donnée pour prévenir la suette intestinale? Veuillez, cher et honorable confrère, être assez indulgent pour me pardonner ce langage ambitieux.

Après tout, quel inconvénient redoute-t-on en se soumettant à une méthode si simple? qui d'ailleurs peut prévoir s'il franchira sain et sauf toute une épidémie meurtrière? Il est des êtres privilégiés! mais qui serait assez audacieux, assez téméraire pour répondre de soi, assez présomptueux pour répondre des autres?

Appliquez ce raisonnement aux moyens préservatifs de la peste et de la fièvre jaune, et ils ne seront probablement pas sans quelque utilité.

Or, voici la conclusion : *Ceux qui se sont soumis à l'action pénible des sueurs pendant soixante et dix à quatre-vingts heures, et ils sont nombreux, n'ont point eu le choléra pendant l'épidémie de Paris.*

La franchise, dont je fais profession, veut néanmoins que je cite une seule exception, mais une exception qui me semble bien propre à confirmer la règle : vous allez en juger.

Une dame d'une cinquantaine d'années, forte et replète, mais d'un caractère timoré, était domiciliée rue de Tournon. Sauvée deux fois par une suette artificielle, je lui conseillai de se rendre dans une campagne saine, exempte de choléra, où elle passerait sa deuxième convalescence. Là, elle jouissait depuis plus d'un mois d'une santé parfaite, lorsqu'elle apprit que son enfant unique était atteint des prodromes de l'épidémie régnante. En vain je la suppliai par plusieurs lettres de ne point s'exposer à passer brusquement d'un air pur dans l'air infect de Paris! malgré mes conseils, frappée d'une terreur qu'elle ne pouvait dominer, elle vole vers sa fille. Celle-ci, chez qui j'avais provoqué avec bonheur une suette artificielle, entrait en convalescence lors de l'arrivée de sa mère, qui tomba malade pour la troisième fois, et succomba peu de jours après son retour.

Je ne sais, respectable confrère, si mes idées auront quelque crédit sur votre esprit. Vous les appellerez des rêves, si cela vous plaît; assez d'autres l'ont dit. Mais j'ai la conscience de votre estime, et je suis convaincu que vous ne verrez dans mes écrits que les opinions d'un homme de bien, cherchant à lutter contre un fléau dévorant, inaccessible jusqu'ici aux ressources de l'art. Le temps d'ailleurs qui raffermit et dévore tant de choses se chargera de répondre.

En tout état de cause vous croirez sans peine que je professe pour vous autant d'estime que d'amitié.

Paris, le 1er septembre 1835.

www.ingramcontent.com/pod-product-compliance
Ingram Content Group UK Ltd.
Pitfield, Milton Keynes, MK11 3LW, UK
UKHW020430220726
13923UKWH00005B/2152

9 782016 126547